# HIV/AIDS

A Practical Guide to Case Management:
for PLWHAs with Difficulties in ART Adherence

## 艾滋病抗病毒治疗脱失或依从性不佳感染者

## 个案管理 操作手册

主编　唐雪峰　王秋实

AIZIBING KANGBINGDU ZHILIAO TUOSHI HUO
YICONGXING BUJIA GANRANZHE
GE' AN GUANLI CAOZUO SHOUCE

U0350803

四川科学技术出版社
·成都·

**图书在版编目（CIP）数据**

艾滋病抗病毒治疗脱失或依从性不佳感染者个案管理
操作手册/唐雪峰，王秋实主编．— 成都：四川科学
技术出版社，2023.10
ISBN 978-7-5727-1175-6

Ⅰ．①艾… Ⅱ．①唐…②王… Ⅲ．①获得性免疫缺
陷综合征—治疗—手册 Ⅳ．① R512.91-62

中国国家版本馆 CIP 数据核字 (2023) 第 204926 号

## 艾滋病抗病毒治疗脱失或依从性不佳感染者个案管理操作手册

主　编　唐雪峰　王秋实

出 品 人　程佳月
策划编辑　杨璐璐
责任编辑　李　栎
助理编辑　王天芳
封面设计　书　兰
责任出版　欧晓春
出版发行　四川科学技术出版社
地　　址　四川省成都市锦江区三色路238号新华之星A座
　　　　　传真：028-86361756　邮政编码：610023
成品尺寸　165mm×235mm
印　　张　5　字　数　120 千
印　　刷　四川省南方印务有限公司
版　　次　2023年10月第 1 版
印　　次　2023年10月第 1 次印刷
定　　价　35.00元
ISBN 978-7-5727-1175-6

# 《艾滋病抗病毒治疗脱失或依从性不佳感染者个案管理操作手册》编委会

## 主 编

唐雪峰　王秋实

## 副主编

曾亚莉　杨一挥　梁　姝　冯　燎

## 编 委

蔡敏君　龚　毅　何　丽

黄玉玲　刘　芳　彭　茹　田春华

涂绪辉　王　菊　卓玛拉措

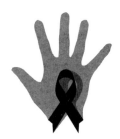

## QIANYAN
# 前 言
## FOREWORD

HIV 感染者 / 艾滋病患者①在抗病毒治疗过程中，治疗脱失（脱离控制和失去治疗）或依从性不佳（与医嘱所要求的行为不一致），在一定程度上都会影响治疗的效果。

面对抗病毒治疗②过程中治疗脱失或依从性不佳的感染者，尽管工作人员③做了许多工作，反复告知他们坚持服药（治疗）的重要性，反复向他们强调不坚持服药导致治疗失败的危害性，耐心地教他们服药的正确方法……但仍然有部分感染者始终不愿意改变治疗中存在的不良习惯，有的甚至逃避治疗，这让工作人员感到既痛心又无奈。

本书旨在针对在抗病毒治疗过程中治疗脱失或依从性不佳的感染者，为工作人员提供个案管理和治疗依从性教育的新思路、新方法与新技巧，注重在实际工作中的可操作性；从优势视角出发，既可以激发感染者充分利用自身内部和外部

---

① 在艾滋病抗病毒治疗过程中治疗脱失或依从性不佳的 HIV 感染者 / 艾滋病患者，本书统称感染者。

② 本书所述抗病毒治疗，均指抗 HIV 治疗。

③ 本书所述工作人员即随访人员和治疗人员，通常包括社区卫生服务中心或乡镇卫生院的工作人员、村医、县级疾病预防控制中心、县级医院医务人员及其他开展感染者随访和依从性教育的机构人员和志愿者等。

的优势、潜力、资源来摆脱困境；工作人员也可以尽量发现并利用感染者的闪光点，为感染者提供相关支持，帮助其发挥优势和潜力，使其用正向的心态面向未来，以朝向目标解决问题的积极行动来促使改变的发生。

本书强调为感染者赋能，用构建互信关系和实现共同目标打开良好的合作局面，按照"发现优势、记录优势、帮助确定目标、形成行动方案和评估效果"五个步骤讲解了具体操作技巧。我们关注的不仅是让感染者按时服药，还应关注感染者的自我管理能力、信心、身心状态和生存质量等综合状况的持续改善。同时，鼓励工作人员尝试使用两个基本方法：

1. 发现并利用感染者的闪光点，提供支持以帮助其发挥优势和潜力。

2. 明确一个可实现的短期目标，朝向目标解决问题。

本书中的案例系真实案例改编，每个案例的信息未必全面，均只用于说明当下正在解释的概念。内附表格和提纲，为工作人员提供提示和参考，供其在随访和治疗工作中根据自己的需要进行修改和使用。希望本书能通过工作实践得到不断完善。

本书在编写过程中，得到了凉山彝族自治州第一人民医院，凉山彝族自治州疾病预防控制中心，成都市疾病预防控制中心，凉山彝族自治州布拖县人民医院、昭觉县人民医院、越西县人民医院、美姑县人民医院，成都市双流区疾病预防控制中心，郫都区疾病预防控制中心的大力支持，以及上述县（区）基层医疗卫生服务机构工作人员的帮助，也得到了四川省性病艾滋病防治协会、成都市公共卫生临床医疗中心、德阳市罗江区疾病预防控制中心、广元市利州区疾病预防控制中心及成都同乐健康咨询服务中心专家的支持，在此一并表示感谢。

希望本书能成为工作人员自我修炼的秘籍，真正实现对每一位感染者"不抛弃、不放弃"。让我们为"让每一位感染者吃好药"的共同目标而努力。

四川省疾病预防控制中心

2023 年 10 月 1 日

MULU
# 目 录
CONTENTS

# 第一章　治疗依从性概述

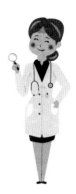

人类免疫缺陷病毒（human immunodeficiency virus，HIV），也称艾滋病病毒，是一种攻击人体免疫系统的病毒。获得性免疫缺陷综合征（acquired immunodeficiency syndrome，AIDS），简称艾滋病。艾滋病期是 HIV 感染的最晚期。

抗病毒治疗能够最大限度地抑制感染者体内的病毒复制，改善他们的免疫功能，显著降低艾滋病的发病率和死亡率。抗病毒治疗效果与治疗依从性密切相关。

## 第一节　治疗依从性的概念

治疗依从性主要指感染者是否按照处方或医嘱要求，按时、按量地服用抗病毒药物，故又称服药依从性，简称依从性。良好的依从性是治疗成功的关键因素。目前普遍认为：服药依从率＞95%，以每天服药 2 次为例，每月漏服次数＜3 次，能实现较好的病毒学抑制。依从性良好的感染者，体内可以维持较好的血药浓度，降低耐药风险，使其保持较高的 CD4$^+$T 淋巴细胞（简称 CD4$^+$T 细胞）计数水平，减少机会性感染（opportunistic infection，即机会致病菌引起的感染），降低死亡率。反之，依从性差的感染者容易出现健康问题，如疾病进展快，甚至过早死亡；治疗失败，出现耐药，增大后续治疗难度；机会性感染概率增加、死亡率升高等。

## 第二节　治疗依从性的评估指标

依从性的评估指标可以分为主观指标和客观指标。

### 一、主观指标

基于感染者主观报告的信息，通过一定的计算方式评估感染者的依从性。例如计算服药依从率，可以让感染者回忆最近 1 个月或最近 3 个月内漏服药的次数，据此计算出患者在最近 1 个月或最近 3 个月内的服药依从率。计算公式举例：

> 假设每月服药 30 天，每天服药 2 次，每月共计服药 60 次，服药依从率 = 每月实际服药次数 /60×100%。要确保服药依从率 > 95%，每月漏服次数应 < 3 次，同时，每天需正确、定时、定量服药。

## 二、客观指标

由工作人员根据相应的用具或临床指标，客观判断和计算、评估感染者的依从性。例如，根据发药记录本和药片数量做评估。工作人员在开展随访工作时，需查看感染者的发药记录本。如果感染者没有按时来领药（按照规范服药来推算，药应该已经服完的情况），可以判定为依从性不好。不过，也要留意那些按时来领药的感染者，他们也可能没有每天坚持服药。因此，在随访中，工作人员需要清点感染者药瓶内剩余的药片数量，评估其依从性。需要的信息包括：

①上次随访时剩余的药片数量。

②上次随访时领取的药片数量。

③本次随访时剩余的药片数量。

④两次随访期之间应该服用的药片数量。

$$服药依从率 = (①+②-③) ÷ ④ ×100\%$$

主观指标＋客观指标：综合、全面地反映感染者的抗病毒治疗依从性情况，对依从性不佳的感染者，可以进一步评估其具体状况属于以下哪一种，以及是否有不良或严重后果（病毒载量情况、CD4⁺T细胞情况）等，便于后期开展对策分析和效果评估。

### 1. 长期性不佳

长期性不佳，包括未服药、酗酒、吸毒、未建立定时服药的习惯等。

### 2. 一过性不佳

一过性不佳，如因重大环境改变等情况影响服药。

### 3. 偶发性不佳

偶发性不佳，如偶尔因环境改变出现漏服药、忘服药等情况。

## 第三节　提高治疗依从性的常用方法

### 1. 设置服药提醒

感染者可以根据自身生活习惯选择服药时间提醒方式，如设置闹钟或在手机上设置服药时间提醒。

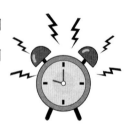

### 2. 使用便携药盒

适用于日常居家场景，便携药盒通常以一周药量为限，分为七个

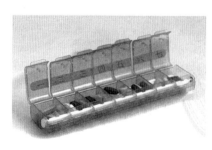

小格子并自带星期几的标记，可按每天的服药量将几种药片分放在便携药盒的小格子里。工作人员发药时应该向感染者演示便携药盒的使用方法。

### 3. 提前计数药片

感染者短期外出（如过年返乡或打工探亲等原因离家超过一周）需要携带药时，可根据外出天数计算需要携带的药片数，此外，也可将药片放在常见病的药盒里或保健品的包装盒里，如维生素片药盒，便于隐私保护。

### 4. 结合生活习惯服药

让感染者寻找日常行为的规律，如看电视的时间、固定的睡觉时间等，将服药时间与日常规律的生活习惯结合起来。

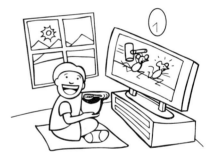

### 5. 留意药品的放置地点

将药品放在容易看见的地方，如梳妆台、床头柜上，这样不容易忘记服药。

### 6. 亲友提醒

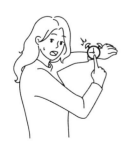

感染者可以让知道自己感染状况的家人或朋友提醒自己服药。

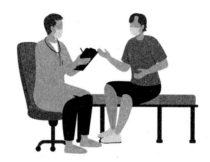

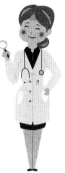

# 第二章　感染者个案管理的思路：优势视角

依从性好的感染者是相似的，而依从性不佳的感染者则各有各的难处。对感染者来说，"按时服药"几个字虽然说起来容易，但坚持终身服药、极少漏服却绝非易事。艾滋病本身带来的病耻感和难以治愈的绝望心境，加上来自社会个别人的歧视，让感染者容易对治疗丧失信心；很多时候，感染者在工作人员面前自觉有着天然的权力势差，使他们不愿面对工作人员，往往采取不配合、逃避、欺瞒、拒绝沟通的策略。

## 第一节　为什么要采用优势视角

治疗脱失或依从性不佳的感染者往往被认为是不配合的、失败的，或者是面临重重障碍的。感染者个人和工作人员双方都容易产生挫败、无助、对抗等消极情绪，不利于双方和谐关系的建立和依从性教育的开展。同时，我们应该认识到感染者接受抗病毒治疗和服药习惯的养成往往牵涉个人生活方式的改变，甚至整个家庭生活状态的转变，不是一蹴而就的，需要全面调动个人支持体系来帮助完成这一重大转变。工作人员在其中扮演的角色是行动的支持者，需要为感染者提供支持，激发动机，帮助他们克服困难和障碍，完成转变，即"助人自助"，而不是"越俎代庖"。对脱失或依从性不佳的感染者的个案管理更需要工作人员从优势视角出发，尽量发现并利用感染者的闪光点，提供支持以帮助其发挥优势和潜力，使其用正向心态面向未来，以朝向目标解决问题的积极行动来促使改变的发生。

我们理解这样的思路转变对工作人员而言也绝非易事。面对不配合、逃避、欺瞒、拒绝沟通的感染者，工作人员容易产生评判性态度，特别是在其他种种事务性工作的压力之下，为感染者提供督导服药之外的服务和支持似乎超出了一般职责和工作范畴。事实上，开展工作的基石就是肯定感染者作为人的价值和尊严。工作人员与感染者的关系对达成依从性目标至关重要，工作人员值得为此付出额外努力，以感染者信赖的方式为其提供服务，帮助他们整合自身内部和外部的优势、潜力、资源，从而改善依从性。

## 第二节　如何采用优势视角提高治疗依从性

积极改变可能是一个长期、系统的过程。在实际工作中，要达成提高依从性这个整体目标却显得时间紧迫。对这方面我们的建议是"聚焦"——明确一个可实现的短期目标，朝着目标去努力，去解决一个个小问题；只要解决了小问题就会带出小改变，有了小改变就会带出大改变。我们相信：在感染者自身的经验中就蕴含着解决问题的办法，但感染者的优势和潜力需要被工作人员引导、发现并表达出来。

　　　　优势视角指激发个体充分利用自身内外部的优势、潜力和资源来摆脱困境的思维方式和工作方法。采用优势视角提高依从性的前提是：将感染者视为解决问题的主体，而将医患关系的改善作为工作的核心。

## 第三节　两个基本认识

采用优势视角提高依从性需要建立两个基本认识。

◆ **基本认识一**

对感染者作为人的价值和尊严的肯定是开展工作的基石。

◆ **基本认识二**

工作人员与感染者的良好关系对达成依从性目标至关重要。

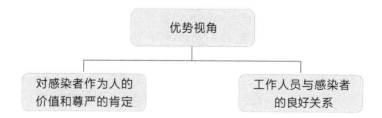

**案例 2-1：**

A 女士，51 岁，重组家庭且家人不在身边，有十余年从事女性性工作史，患 2 型糖尿病多年。在得知自己感染 HIV 后，一直否认患病事实。

　　A 女士年龄偏大，文化程度低，夫妻关系比较淡漠，有多年糖尿病史，一个人长年在外打工挣钱，很自卑，没有说得上话的朋友。工作人员在见到 A 女士时，她正好因患带状疱疹在村上诊所治疗，但效果不佳，工作人员就建议她去卫生院治疗，亲自带她做检查、换药等，和她聊她感兴趣的话题，如聊她的小儿子、聊她以后的打算……慢慢地，她觉得工作人员对她很好，也是真心实意地在帮助她。在相处过程中，工作人员给 A 女士普及了艾滋病的相关知识，让她知道是由于长年与不同的人发生不安全的性行为，又不懂得保护自己，才会感染这个病，这个病也是导致她现在身体状况不好的原因，只有吃抗病毒药物才能改善现在的身体状况。工作人员给 A 女士看了很多艾滋病晚期患者发病的图片，她也开始觉得这个病会要了她的命而感到害怕了。

　　后续：经过一段时间的反复劝说，A 女士终于同意接受抗病毒治疗。在之后的治疗过程中，A 女士也有较好的依从性。

**案例点评**

　　A女士很自卑，支持体系也比较薄弱，工作人员主动关心她、与她聊感兴趣的话题，体现了对感染者个人价值和尊严的肯定，双方良好信任关系的建立是患者认识和态度转变的关键。

## 第四节　两个基本方法

　　在两个基本认识的基础上，我们提出在优势视角下开展感染者个案管理工作的两个基本方法。

### ◆ 基本方法一

发现并利用感染者的闪光点，提供支持以帮助其发挥优势和潜力。

### ◆ 基本方法二

明确一个可实现的短期目标，朝向目标解决问题。

　　本章第五节将通过五大应用步骤具体阐述两个基本方法在治疗和随访工作中是如何体现和操作的。

## 第五节　五大应用步骤

　　本节将详细介绍在优势视角下开展工作的五大应用步骤（图2-1）。

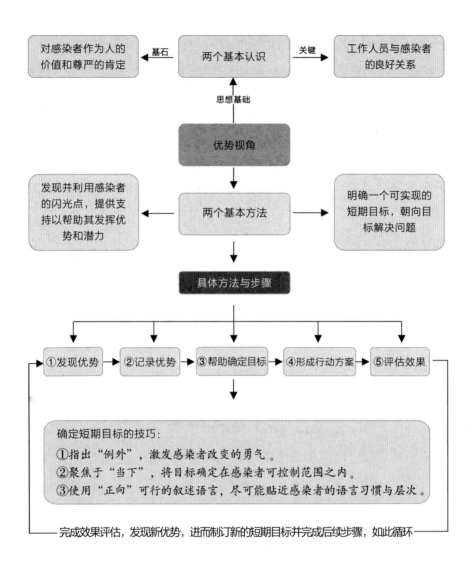

图 2-1　在优势视角下开展工作的五大应用步骤

### （一）步骤一：发现优势

有的感染者优势比较突出，如文化水平较高、性格开朗容易沟通、家庭责任感强等，而有的感染者优势则不太明显，特别是一些拒绝治疗或依从性差的"困难户"，往往让我们的工作人员心生疑虑：没看出他/她有什么优势啊？实际上，我们所说的优势未必是优于常人之处，而是指相较自身而言，经全面评估后发现的相对表现较好的领域，或者有潜力转化为闪光点的领域。感染者往往自我认知比较低，这些优势可能因为种种现实状况还没有得到充分发挥，我们的任务就是要帮助他们认识到自身的优势，并且有针对性地提供支持，让更多的优势能够铺就他们坚持治疗之路。

### 1. 个案优势和潜力评估记录表

下列评估记录表中是我们总结出来的一些常见的优势和潜力，分为个人身心健康状态、自主性和个人能力、社会关系、社区和医疗体系中可获得的资源、学习/发展/改变的可能，共五个方面。工作人员对感染者有了一定程度的了解后可用此表进行勾选记录，分"突出/一般/有待提高"三档；此表也可作为感染者访谈的思路提纲，以便工作人员有计划地逐步了解感染者自身相对突出的优势和潜力，还可每隔一段时间（如每3个月）重新评估。表中内容较多，不适宜在初次见面时一次性问完，也不适宜交给感染者自行填写，而应该在工作人员与感染者的关系初步建立后，根据感染者实际情况自然地引出话题，利用多次面谈、电话及线上沟通等方式分领域循序渐进地了解情况。

## 个案优势和潜力评估记录表

| 领域 | 可能的优势和潜力 | 突出 | 一般 | 有待提高 |
|---|---|---|---|---|
| 领域 1<br><br>个人身心健康状态 | 外表整洁 | | | |
| | 精神状态较好 | | | |
| | 能够正常交流和表达 | | | |
| | 早期发现感染状况，或未到发病期 | | | |
| | 没有丙型肝炎、乙型肝炎、肺结核等合并感染，或合并感染得到控制 | | | |
| | 亲身体会到服药带来的身体状况的改善（如皮疹减少、体重增加等） | | | |
| | 自我感觉治疗药物副作用较小或能够承受 | | | |
| | 其他身心状态方面的优势（请注明） | | | |
| 领域 2<br><br>自主性和个人能力 | 表现出对自己身体负责的态度 | | | |
| | 有家庭责任感（对配偶、子女、父母长辈等） | | | |
| | 有结婚、生育或养育意愿 | | | |
| | 性格良好、心态积极 | | | |
| | 有既往成功的经历（如成功戒毒、戒烟） | | | |
| | 有长期坚持做某事的习惯（如服药、跑步等） | | | |
| | 能清楚表述出服药的好处 | | | |
| | 掌握自我管理 / 提醒服药的方法、技巧 | | | |
| | 服药时间能够固定，与生活习惯相结合 | | | |
| | 能使用新媒体（如智能手机） | | | |
| | 有经济能力支付治疗相关的费用（如检查费、交通费等） | | | |
| | 其他自主性和个人能力方面的优势（请注明） | | | |

续表

| 领域 | 可能的优势和潜力 | 突出 | 一般 | 有待提高 |
|---|---|---|---|---|
| 领域 3<br><br>社会关系 | 父母、配偶或子女支持（精神和心理层面） | | | |
| | 父母、配偶或子女支持（经济和物质层面） | | | |
| | 其他家人支持 | | | |
| | 有同住家人或室友等知道其感染状况 | | | |
| | 有同住家人或室友等能够提醒服药 | | | |
| | 主动交流，找医生咨询问题 | | | |
| | 存有社区医生的联系方式或社会组织随访人员的联系方式 | | | |
| | 已经加入感染者互助群，并经常交流 | | | |
| | 其他社会关系方面的优势（请注明） | | | |
| 领域 4<br><br>社区和医疗体系中可获得的资源 | 符合低保或其他政策扶助的条件 | | | |
| | 领药、检查等可以享受交通补贴 | | | |
| | 遇到困难时有人关心、帮助或安慰 | | | |
| | 有熟悉的感染者同伴 | | | |
| | 愿意接受同伴教育员服务 | | | |
| | 领药距离近、交通方便 | | | |
| | 个人有领药的时间，或能够以灵活方式领药（如邮寄、代领） | | | |
| | 其他社区和医疗体系方面的资源优势（请注明） | | | |

续表

| 领域 | 可能的优势和潜力 | 突出 | 一般 | 有待提高 |
|---|---|---|---|---|
| 领域 5<br><br>学<br>习<br>/<br>发<br>展<br>/<br>改<br>变<br>的<br>可<br>能 | 能够继续坚持学习/工作 | | | |
| | 能自力更生赚钱养活自己 | | | |
| | 学习、就业、外出打工等不影响接受治疗或能够根据治疗需要进行调整 | | | |
| | 生活较为规律 | | | |
| | 在一日生活安排中能够插入最适合服药的时间点 | | | |
| | 有意愿戒除影响治疗的不良习惯（如戒酒、戒烟等） | | | |
| | 相信某些民间药物或民间疗法等 | | | |
| | 设置过短期目标 | | | |
| | 对未来有规划/计划，并朝着方向正在努力 | | | |
| | 本人曾有停药经历并感受到不良后果或正经历一些机会性感染 | | | |
| | 身边曾有熟人未规范治疗而发病或死亡 | | | |
| | 其他学习/发展/改变的可能（请注明） | | | |

评估人：_____ 评估时间：____年 __月 __日

感染者个人优势和潜力可能不仅限于表中所列，如果在实际工作中发现感染者的优势和潜力不在表里，可以自行补充完善。部分条目之间可能有重合，工作人员在使用此表时会发现有的优势和潜力好像既可以归为这一条，也可以归为那一条。事实上条目之间存在冗余是为了尽可能详尽地发现感染者的优势和潜力，重要的是不要忽视看似"微不足道的优势和潜力"，将优势和潜力"正确"归类反而没那么重要。如"有同住家人或室友等知道其感染状况"是"有同住家人或室友等能够提醒服药"的前提，后者是更为"突出"的优势和潜力，那么当只具备前者的时候（同住室友知道其感染状况，但并没有支持服药的举动），意味着此项优势和潜力没有充分发挥出来，此时可以找出原因（如室友不知道该如何提供支持，或者感染者本人不习惯向别人求助）并在可能的情况下帮助其巩固提升此项优势和潜力。评估时注意"突出/一般/有待提高"三档是指感染者自身相对优势和潜力，目的不是给感染者打分或分三六九等，而是为了确定本阶段需要重点给予支持的方面。

**案例 2-2：**

　　Z 男士，37 岁，文盲，离异。因摔伤导致下半身瘫痪，住院时查出感染了 HIV，被某县医院抗病毒治疗中心纳入个案管理。

个案管理师给 Z 男士讲解了服药的必要性，也详细讲解了药物的副作用，同时介绍了艾滋病患者享有的权益，如国家"四免一关怀"政策、治疗期间的交通补助，同时还享受国家低保、残疾补助费等。在住院期间国际服务机构的医生经常看望 Z 男士，帮助他翻身和大小便等，在聊天的时候也会给他讲解艾滋病的相关知识和服药的益处，加上 Z 男士身边的几个朋友由于没有及时治疗而去世，他相信这个病真的会导致死亡，才慢慢意识到必须要服用药物控制。国际服务机构、当地社会组织的工作人员以及同伴教育员都给 Z 男士讲了很多艾滋病的危害和服药的益处，于是，Z 男士决定听他们的话，好好服药。

后续：治疗一段时间后，Z 男士的身体素质也在慢慢变好，他非常高兴，明白认真服用药物身体会变得更加健康，于是决定继续好好服药。

### 案例点评

该感染者从社区和医疗体系中获得了很多资源支持，如低保、残疾补助费等，国际服务机构和当地社会组织的工作人员以及同伴教育员的服务；同时因身边的朋友没有及时治疗而去世，而有了学习/发展/改变的可能。经过一段时间的治疗，其亲身体会到服药带来的身体状况的改善，更坚定了继续治疗的决心。

由于不同类型的随访治疗机构〔如医院、县（区）疾病预防控制中心、乡镇卫生院、社会组织等〕管理要求和工作习惯不同，工作人员可以根据自己的需要对"个案优势和潜力评估记录表"进行改编、增删，加入感染者其他信息，或与目前使用的"个案优势和潜力评估记录表"整合。书末附录一展示了自行改编的"个案优势和潜力评估记录表"改编示例。

### 2. 发现不同类型感染者的优势

经验丰富的工作人员不难总结出一些不同类型感染者，对这些不同类型感染者进行优势评估时的角度和着眼点各有侧重。下面我们按大家习惯的群体分类举例说明针对不同类型感染者的优势评估侧重点，以供大家借鉴。请注意评估时具体情况具体分析，不要因为刻板印象而忽略了从感染者口中了解他们的机会。

（1）青少年感染者

青少年的突出优势一般包括身体素质较好，发现早，病毒载量更容易得到控制，对新事物接受能力强，能熟练使用新媒体，渴望被理解、

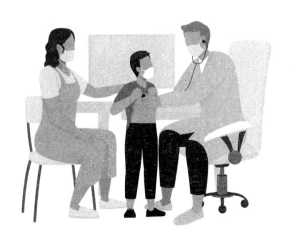

被接纳，对融入"圈子"的需求更明显。青少年还有很长的人生路要走，即将面临升学、就业、结婚等一系列重要的人生选择，同时经济尚未完全独立，也更容易感情用事。工作人员让青少年感染者产生信任感尤为重要，帮助他们分析并拓展自身的选择空间（如选专业、找对象等），同时梳理他们的支持体系，特别是身边可以求助的人，给其推荐科学的信息来源（医疗体系、社会组织、官方媒体等），让他们认识到自己并不孤单，并对未来抱以期望。

（2）老年感染者

对老年感染者不可一概而论，而要从文化水平、经济条件、家庭关系等方面综合评估。老年人最大的优势是得以安享晚年，具体来说包括有固定收入或低保救助金、老伴健在、子女孝顺、儿孙绕膝、在外人面前"有面子"、生活能够自理、没有重大疾病等。老年人的认知功能往往存在不同程度的退化，因此沟通时注意要慢下来，并随时

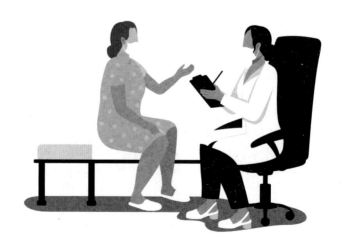

观察老年人的反应，与文化程度较低或有视听障碍的老年人沟通时最好请老年人的家人陪同。老年人往往存在怕花钱的心理，可以强调"吃药不要钱，如果不治疗发了病就要花大钱了"。抓住不同老年人在意的点，如钱、儿孙、不给别人添麻烦等，使他们感受到自己好好活着是为子孙造福，现在政策这么好，好好治疗才能多过几年好日子。

（3）育龄妇女感染者

已婚育龄妇女感染者容易在婚姻家庭中处于弱势地位，因为"生育价值"受损，甚至可能成为家庭暴力的受害方。倾听她们对自身状况的理解尤为重要，肯定她们的自身价值，帮助她们减轻"自罪感"或者改变"怨天尤人"的态度，发掘和拓展家庭之外的支持体系，如感染者同伴、"关爱姐妹"的社会组织等。

对有结婚、生育意愿的育龄妇女感染者，向她们及其伴侣详细解释现有的母婴阻断技术完全可以帮助她们生育健康的孩子。对已有子

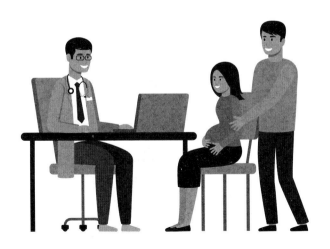

女的育龄妇女感染者，激发母亲对孩子的爱和责任感，肯定她们对家庭的付出，找出能融入她们忙碌的一日生活中的服药时间和提醒方式。

（4）儿童感染者

对儿童感染者的优势评估和干预更为复杂，往往受多种因素影响，如年龄和发育阶段、对自己感染状况的认知、过去的经历、掌控感、韧性（即心理弹性）以及可获得的支持等。8岁以下因母婴传播感染HIV的儿童，服药主要靠家长监督，一般是母亲和孩子同时接受治疗，关键在于通过入户走访等方式找准家庭优势（如家庭氛围好、对孩子负责的态度、配偶支持等），同时为家庭争取儿童救助等资金和外部支持，动员家庭成员承诺治疗。对于8～14岁的儿童，可以将儿童本人适当纳入个案管理，向其解释服药的必要性、依从性要求和如何应对药物的副作用等，促使其参与治疗决策、做好服药准备；儿童的一些积极特征可以作为帮助他/她做好治疗准备的抓手，如在校成绩

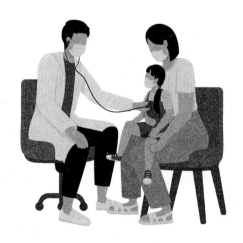

好、有玩伴、有兴趣爱好、有喜欢的活动等。利用儿童喜爱游戏的天性，可以用图画和游戏等有创意的形式来解释治疗或记录服药情况，如设计贴纸挂图自律表或多彩分格药盒等。

处于压力和不良情绪下的儿童可能出现一系列内化或外化问题行为，内化问题行为包括退缩、抑郁、躯体化主诉（诉说肚子痛、头痛等而无明显身体异常）等；外化问题行为包括违抗、攻击、违纪、脾气差和多动等。相较于外化问题行为，内化问题行为更易被忽视。及时识别处于危险或困境中的儿童（如被家庭忽视的儿童）

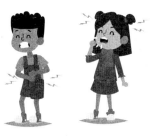

以及情绪行为严重异常的儿童，建议将此类儿童转介给专业的儿童关怀和心理干预机构。

**案例 2-3：**

11 岁女孩阿吉（化名），经母婴传播感染 HIV。母亲极度排斥服药，阿吉受母亲影响也未服药。父亲未感染，已同母亲分屋居住。

乡卫生院郑院长通过多次家庭走访，跟这个家庭建立了信任关系，平时与夫妻俩聊聊孩子的生活状况、学习情况等。阿吉的父母被郑院长的亲切问候打动，终于放下戒备心，和郑院长聊起家庭和孩子的情况。在随访中，郑院长发现阿吉的父母健康意识其实不差，甚至非常在意阿吉的健康。然而，当郑院长提到抗病毒治疗的益处并给阿吉的母亲做了艾滋病知识教育后，阿吉的母亲仍拒绝治疗。原来，长久以来，阿吉的母亲持有一个错误的认识：吃抗病毒药物对健康无益，反而会"伤害"自己的身体，使得身体越来越糟糕。郑院长找了个机会和阿吉的父亲单独沟通，从他口中了解到，他本人是知晓服药的益处的，也和家中亲戚多次劝导过阿吉的母亲，但是阿吉的母亲死活不肯服药，不是因为麻烦，而是觉得对身体不好，甚至还不允许阿吉服药，阿吉现在已经感染 HIV 超过 10 年了，也一直没有服药。说到此，这位父亲无奈地摇了摇头。但郑院长在心里暗暗做了个决定：坚持随访和说服教育，一年不行就两年，两年不行就三年，持之以恒地做工作，一定要改变他们！

郑院长说服阿吉的母亲让阿吉去做一次体检，检查结果显示阿吉的健康状况不容乐观，如果再不服药就会有生命危险。郑院长去家访时把检查结果拿给阿吉的母亲看，并试图唤起她对孩子的责任感："你死了就死了，但是对于孩子呢，你有没有想过你死了孩子多么难过，她再也没有妈妈了。你现在竟然还不让孩子吃药，你知不知道孩子很可能也会……"阿吉听郑院长讲过为什么要吃药，也愿意听医生的话，哭着说："妈妈，我们吃药吧，我想吃药，我不想失去妈妈……"

后续：在郑院长的不断教育下，阿吉的母亲终于同意服药，并答应母女俩会好好服药。郑院长鼓励阿吉的父亲每天督导其妻子和孩子服药，并定时反馈服药情况。

案例点评

郑院长通过多次家访与阿吉一家建立起信任关系的同时，也发现了他们家庭的一些优势：阿吉的父母在意阿吉的健康，阿吉的父亲知晓服药的益处，阿吉的父母对阿吉有责任感等；阿吉也做好了服药的准备。阿吉父亲的支持和提醒对母女养成服药习惯很重要。感染者从强烈抗拒到初步接受，直到养成服药习惯，是一个漫长的过程，工作人员需做好打持久战的准备，多次被拒绝仍不放弃是促成感染者态度转变的关键。

## （二）步骤二：记录优势

经过对感染者优势的全面评估后，工作人员应该总结本阶段感染者最突出的优势和潜力，根据优势和潜力提出其最需要的支持，并记录在"个案优势、潜力及所需支持评估记录表"中，这既是为了后面与感染者共同确定目标做准备，也便于工作人员追踪感染者的阶段性变化。

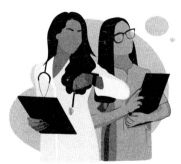

## 个案优势、潜力及所需支持评估记录表

| 姓名： | 治疗号： | | 评估日期： |
|---|---|---|---|
| 感染者突出的三点优势是什么？（感染者和工作人员都很明确的优势）<br><br>优势一：<br>优势二：<br>优势三： | | | 优势评分<br><br>优势一：____分<br>优势二：____分<br>优势三：____分 |
| 感染者有潜力改变的是哪三点？（需要工作人员挖掘并转化的优势与潜力）<br><br>潜力一：<br>潜力二：<br>潜力三： | | | 潜力评分<br><br>潜力一：____分<br>潜力二：____分<br>潜力三：____分 |
| 感染者需要且能够在工作人员的帮助下争取的支持有哪三个方面？（感染者需要和能够获得的支持资源）<br><br>支持一：<br>支持二：<br>支持三： | | | 所需支持迫切程度评分<br><br>支持一：____分<br>支持二：____分<br>支持三：____分 |

注：以上评分为工作人员主观判断，表示该感染者此项在工作人员所管理的全部感染者中的水平，1分为特别不足，3分为平均水平，5分为特别突出。

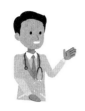

"个案优势、潜力及所需支持评估记录表"用于需求评估与目标确立之间的过渡阶段，填表的过程同时也是整理思路、初步找出干预切入点的过程。在"个案优势和潜力评估记录表"的基础上提炼总结优势、潜力和所需支持，优势主要是表现得好的地方，而潜力是指虽然现在不足，但有意愿或有能力尽快提高和改善的地方；两者可以存在一定重叠，当条件具备时潜力可以迅速转化为优势。填表时优势和潜力的条目内容主要来自"个案优势、潜力及所需支持评估记录表"，可以稍作个性化处理——如细化描述或归纳合并。支持是指外部环境（亲人、朋友、社区中经常接触的人、服务性部门、社会组织等）提供的精神或物质上的帮助和支持，此处主要指能够促进个人优势和潜力得到更好发挥的资源和支持性条件，填表时需要在前两点的基础上更进一步思考现实条件，找出亟待解决的资源需求，或者综合"个案优势和潜力评估记录表"中的领域 2 和领域 3，识别可以提升或争取的支持。

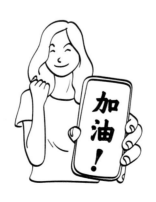

工作人员可以对"个案优势、潜力及所需支持评估记录表"所填的每一项按相较于其他感染者的突出程度来打分，即工作人员主观判断该感染者此项在自己所管理的全部感染者中的水平，分值 1~5，1分为特别不足，3分为平均水平，5分为特别突出。如某感染者配偶支持其服药，但支持程度一般，在其他优势不明显的情况下，他的优势之一可填配偶支持（打3分）；需要的支持可能是帮助其学会与配偶沟通，多表现出家庭责任感，同时帮助配偶掌握更多的提供支持的方式和技能等。对于优势不明显的感染者，尽量结合"个案优势和潜力评估记录表"发掘他身上能够通过学习或改变生活方式尽快实现的潜力点，如在外打工的感染者愿意返乡生活、治疗，之前对艾滋病不了解的感染者经过医生教育很快能知晓服药的必要性，或者通过设闹钟或发放智能药盒的方式使感染者获得自我提醒。

每隔一段时间（如每3个月或在感染者个人情况发生重大变化后）可重新评估优势并打分，这样工作人员能更好地跟进感染者的进展变化，在发生个案管理工作交接时新的工作人员也能一目了然地掌握感染者此前的情况。

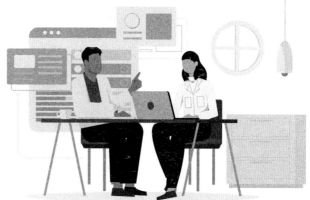

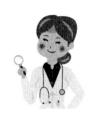

案例练习：

请根据下面的案例描述，填写"个案优势、
潜力及所需支持评估记录表"。

　　N 男士，40 岁，初中文化程度，表达能力较强。有喝酒、
吸烟史（自述想戒酒但戒不了），因注射吸毒感染 HIV（从初
一年级开始吸毒，一起吸毒的同伴也感染了 HIV），现已戒毒 2
年。合并感染了丙型肝炎，尚未开展丙型肝炎治疗。N 男士的
父亲是公职人员，重视教育，曾因 N 男士吸毒与其断绝来往，
在 N 男士戒毒后，父亲为其提供经济资助。家中有学医的亲戚，
每次见面都鼓励 N 男士坚持服药治疗。N 男士有 6 个小孩，孩
子是他的精神支柱，大儿子在外地学医。N 男士得知自己感染
HIV 后未及时告知配偶，几次因醉酒漏服药（喝醉后连续睡两天，
清醒后继续服药），其间将 HIV 传染给了配偶（他本人感到非
常歉疚）。配偶系文盲，夫妻关系较好。夫妻俩在家种地、养殖，
生活规律，领药方便，与医生相处融洽。

填写完成后的示例表如下。

### N 男士的个案优势、潜力及所需支持评估记录表

| 姓名：N 男士 | 治疗号：×××　 | 评估日期：××× |
|---|---|---|
| 1.感染者突出的三点优势是什么？<br><br>优势一：对配偶、子女有家庭责任感<br>优势二：与医务人员关系好，经常交流<br>优势三：支持体系的水平较高（夫妻关系较好，父亲提供经济支持，有儿子、亲戚学医） | | 优势评分：<br><br>优势一：__5__分<br>优势二：__5__分<br>优势三：__4__分 |
| 2.感染者有潜力改变的是哪三点？<br><br>潜力一：有意愿戒酒<br>潜力二：本人曾有停药经历并感受到不良后果（因醉酒漏服药、传染给妻子）<br>潜力三：有熟悉的感染者同伴，不排斥同伴教育员服务 | | 潜力评分：<br><br>潜力一：__5__分<br>潜力二：__4__分<br>潜力三：__4__分 |
| 3.感染者需要且能够在工作人员的帮助下争取的支持有哪三个方面？<br><br>支持一：争取医生和家人等多方支持戒酒<br>支持二：协调抗丙型肝炎病毒药物治疗方案<br>支持三：提供依从性同伴教育 | | 所需支持迫切程度评分：<br><br>支持一：__5__分<br>支持二：__5__分<br>支持三：__3__分 |

从形成干预策略的角度而言，优势领域需要工作人员在与感染者的交流过程中给予其赞美并使其巩固加强，潜力领域需要工作人员给予相应的资源和支持或适时加以利用来推动其转变为优势，支持领域需要工作人员重点关注、争取和协调。通过填写"N 男士的个案优势、潜力及所需支持评估记录表"，梳理出以下不同的策略，后续可根据与感染者共同商定的目标灵活实施。

◆ 利用对家人的责任感和其他支持系统来帮助其戒酒。

◆ 匹配与感染者经历相似的同伴对其开展同伴教育，在沟通过程中多使用警示性案例和亲身经历来提高依从性，推动戒酒和抗丙型肝炎病毒治疗。

◆ 协调抗丙型肝炎病毒药物治疗方案，通过学医的儿子和亲戚来强调丙型肝炎治疗的重要性。

◆ 利用感染者对家庭的责任感动员其帮助文盲的妻子坚持服药、定期检查，双阳配偶互相帮助提高依从性。

## （三）步骤三：帮助确定目标

作诗讲究"功夫在诗外"，而管理治疗脱失或依从性不高的感染者，"功夫"也不仅仅在于传统的"依从性管理"范畴，因为对这些感染者来说，以"医学"为中心的方法已然失效，更多的"功夫"应该下在关系维系、情绪处理、心理疏导、综合服务等以"人"为中心的"柔性管理"上。

帮助感染者的最终的目标是提高依从性，但不能急于求成，在评估上聚焦一个本阶段可实现的短期目标尤为重要。这个短期目标应该是结合感染者优势确定的，是感染者想要的，对感染者来说是重要的，如对有生育意愿的个案，想要的目标是通过抗病毒治疗孕育一个健康的孩子，而不是工作人员认为她"应该"要的目标，或是"理论上"应该去处理的问题。同时，短期目标的实现可以帮助感染者建立自信心和成就感，为终极目标的实现奠定基础。

### 案例 2-4：

L 女士，33 岁，与老公、女儿同住，家庭比较和谐。L 女士一直以"不想活了"为理由拒绝治疗。

由于工作人员多次上门和打电话，L 女士非常反感，怕工作人员打扰她本来平静的生活。后因工作人员多次上门动员，L 女士的老公察觉出问题并追问具体原因，然后她才在不得已的情况下告诉了她老公自己感染 HIV 的事实。但 L 女士的老公并没有责怪她，反而鼓励她接受治疗。在交谈的过程中，工作人员发现：由于感染者文化程度不高，对艾滋病不够了解，总觉得自己活不了多久了，就想自己安安静静地离开。为了打消 L 女士这个想法和顾虑，工作人员给她讲解了艾滋病的相关知识，并强调只要规律服药，艾滋病对预期寿命影响不大。虽然 L 女士一直在听工作人员讲，但是效果一直不明显，她觉得无所谓，生老病死每个人都会经历，所以一直拒绝治疗。这让工作人员举步维艰，一时无从下手。

经过十多次耐心的交流沟通后，L女士感受到了工作人员的关心，也逐渐打开了心结，愿意和工作人员讲心里话，说自己走错了一步，很后悔，一直想死，死了就一了百了了，唯一不放心的就是自己的女儿。这时工作人员立马抓住L女士对女儿的爱不断强化抗病毒治疗的好处，她在沉思良久之后终于毅然决定开始治疗。

**案例点评**

L女士转变的关键是工作人员发现并抓住她对女儿的爱，激发了她"好好活着"的意愿，让她认识到只有进行抗病毒治疗才能让她陪伴女儿长大。

## 1. 如何确定短期目标

在明确了感染者的优势、潜力和所需支持之后，工作人员可给予其一些对未来生活的美好展望，激发感染者对长远更好生存状况的期待，在此基础上与感染者协商，共同确定短期目标，如先规范治疗2周，在此期间关注药物副作用的情况，增加随访频率，引导感染者仔细体会药物副作用是否慢慢减轻，心理上开始准备培养按时服药的习惯。短期目标是为"提高依从性和治疗效果"这个总目标服务的，同时要兼顾感染者个人所关注的、想要的变化；目标应该是可行的、建立在感染者以往成功的经验之上的，从小处着手，由小改变带出大改变。

一些导向成功的短期目标包括以下几点：

◆ 增强自信和对生活的希望。

◆ 提高主动求助的意识。

◆ 增加按时服药的次数。

◆ 积极处理药物的副作用。

◆ 增加与医生的沟通频次。

◆ 提高对治疗、随访、关怀等服务的满意度。

◆ 能更好地履行家庭责任（如照顾子女等）。

◆ 告知配偶并获取支持等。

**案例 2-5：**

Y 女士，41 岁，丧夫，独自抚养 6 个孩子，患艾滋病合并肺结核，身体状况不佳，不能从事重体力劳动。反复住院，有医保，孩子有贫困低保和儿童救助金，与邻居关系和睦。

在下乡督导入户时，工作人员发现 Y 女士躺在床上，身体状况非常差，消瘦，自述从某县医院住院回家不久又感身体不适。Y 女士此次住院时病毒载量为 63 万拷贝。工作人员动员 Y 女士再次住院，她说："不再去了，孩子爸爸已经不在了，之前住院时，孩子是邻居帮忙照顾的，再麻烦邻居不好意思。"当工作人员问起服药情况时，Y 女士

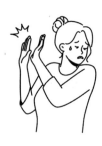

摇摇头说："现在什么药都没吃，不想吃，也吃不下去，偶尔吃时也感觉头昏眼花，非常难受，不敢再坚持了。"经询问，Y女士因为药物副作用大不愿服药，还因失去丈夫心灰意冷不想治疗。

**案例点评**

> 对Y女士干预的目标是积极处理药物的副作用，如告知其出现药物副作用时要及时告诉医生进行处理，医生根据抗病毒药物与抗结核药物服用方法适时调整用药方案，同时强调在家服药能帮助她避免反复住院，更好地履行照顾孩子的责任。

### 2. 确定短期目标的技巧

在帮助感染者聚焦、确定短期目标的过程中，我们推荐以下思路和技巧：在整体思路上，赞美和肯定感染者已有的成功经验，聚焦在自身和现在，根据感染者的支持情况，展望未来更好的生活，以解决问题为导向，用正向的语言来重构感染者对自身状况的理解。具体方法和技巧有以下三点。

（1）指出"例外"，激发感染者改变的勇气

"例外"是指未发生问题或问题不严重、发生次数较少等未引起注意的某些情境，即带领感染者认识到没有发生问题或问题不严重、发生次数较少时的状况，回忆、分析他们当时是如何解决或避免这些问题的，使其意识到既往成功的经历。通过意识到这样的"例外"，

引导感染者从关注问题的严重性，转而看到解决问题的可能性。例如针对案例 2-5 中的妈妈，在丈夫去世、自己生病的情况下还照顾着 6 个孩子，这是非常了不起的，她是怎么做到这一点的？工作人员可以通过详细询问，了解她感觉身体好的时候是怎么承担家庭重担的；她是如何让自己没有彻底倒下而能够维持家庭运转的？她在忙碌之中还能偶尔想起来吃药，在那个时候她是怎么想到吃药的？强调孩子们已经失去了父亲，她是孩子们最后的依靠，如果她的身体垮了，孩子们该怎么办？给予美好的期待假设：如果规律吃药，身体就能慢慢好转，就能照顾孩子们，陪着他们长大，将来还能享受幸福生活。促使个案去看到"例外"的存在，激发她的潜力、力量与信心，使她更懂得有意识地选用这些成功的方法。由于这项有效的方式是自己曾经做过的，感染者不需要重新学习就能较为快速地来解决问题。后续增加随访频次，工作人员多提醒她按时服药，关注身体状况的变化。只要她有一点点好转，工作人员就要及时给予肯定，激发她更大的治疗信心。

**案例 2-6：**

M 女士，60 岁，早年离异，有一对儿女在外打工，独自抚养 3 个孙儿长大。

当工作人员知道 M 女士自行停药后，找到她做思想工作，耐心地给她讲解服药的正确方法以及怎样服药才能把副作用降到最低。工作人员告诉 M 女士，不是只有她服药才有食欲不佳、眩晕等副作用，其他感染者起初的情况大多与她一样，但过一段时间就会逐步好转。工作人员告知 M 女士要定时、定量服药，有药物反应时要及时与医生沟通，医生会帮助她更换药物。M 女士表示要听医生和工作人员的话，好好服药。

于是 M 女士来到医院，医生根据她的情况及时更换了药物，嘱咐她不能再像之前那样自行停药（由于之前 M 女士自行停药，致使她体内的病毒载量过高且身体虚弱）。在换药几天后，M 女士身上起了皮疹，她再次来到医院向医生反映情况。医生为 M 女士做了检测，认为她对抗病毒药物奈韦拉平过敏。由于当时她极力坚持要服用奈韦拉平，还与医生产生了争执。医生耐心地向 M 女士解释了药物过敏的严重性和继续服用该药物可能会危及生命的道理。

为发掘 M 女士以往运用哪些方式方法成功地解决过一些服药方面的问题，引导她看到自己已经具备的能力，医生采用了启发式提问。

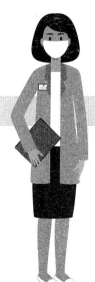

医生问话还原如下（为突出展示技巧，有改动）：

医生：“你在服药期间，面对出现的一些副作用，用了什么好办法让自己稍微舒服一点？”

医生：“你觉得不能让药物的副作用阻碍自己接受治疗，当时你是怎么想的？”

医生："你独自一人抚养3个孙儿长大，是怎么做到的？"
[在其他方面（不见得与此问题有直接关系的方面）的成功经验体现出的能力和意志力可以帮助个案克服困难]

医生："你感觉身体不好来看病了，没有任由自己身体状况恶化下去，你做对了什么？"

领药时工作人员特别赞美并肯定了M女士"知道关键时候要求助专业医生"这一点，并帮助她进一步分析已有的成功经验，看到自己具有一定坚持治疗的毅力。

后续：M女士最后听从医生的劝导同意更换药物。在服用更换的药物几天后，M女士发现皮疹没有了，也不像之前那样食欲下降，身体也在慢慢变好。在工作人员来电询问M女士服药情况时，她非常激动，对工作人员和医生一再表示感谢。

**案例点评**

M女士以前因为服用药物有副作用便自行停药，后来在换药后出现皮疹没有自行停药而是主动到医院向医生反映情况，说明她有克服药物副作用、坚持服药的意愿，同时也掌握了一些识别、处理药物副作用的正确方法，知道在什么情况下应该主动求助医生。这样的成功经验体现了M女士的主动性和坚持治疗的能力。工作人员赞美、肯定了M女士这一点，促使其认识到自身的能力，这将成为后续M女士克服恐惧和绝望心理的动力，成为接受调整治疗方案并通过自身努力克服药物副作用的契机。

（2）聚焦于"当下"，将目标确定在感染者可控制范围之内

所提出的解决方案是感染者可以"立刻开始"或是可以"继续"去做的行动，感染者希望达成的目标在其生活中必须是可行的，不是无法达成的梦想。其中，特别需要注意的是，改变往往需要由感染者本人来做，而非期待他人改变，因为希望他人改变是超过个人控制的。但由于个案与所处的环境是一种互动的关系（人在情境中），可以引导感染者回忆当他做了哪些不同于现在的行为时，他人就会有不同的行为，或者当他人有不同的行为时，感染者又会如何响应，从而思考所能努力的方向。

某感染者因为抗病毒治疗副作用大，希望能服用"没有副作用的药"，工作人员要帮助感染者把这个愿望转化为可以立刻着手去做的解决方案，将其分解成一步步具体的行动，如如何准确描述自己的服药情况和副作用、联系哪位负责开具处方的医生、完成哪些药物副作用的相关检测、核实医保和支付能力、根据调整后的用药方案服药并记录副作用、与处方医生定期沟通反馈服药情况等。

**案例 2-7：**

X男士，50岁，再婚重组家庭，家中一妻一继子，夫妻关系一般，时有争吵，X男士把所有原因都归于妻子的不理解及家庭琐事。

X男士得知自己感染HIV后一直在逃避，担心治疗增加家庭负担，也怕妻子知道后离开自己。工作人员通过家访帮助X男士向其配偶告知感染的事实，并且说明了国家的免费治疗政策，不会给家庭增加负担。针对重组家庭及X男士看重家庭、怕失去家人这几点，工作人员建议X男士多向其配偶表达对家人的重视，并主动承担一些家庭责任，如做家务、接送孩子等。

后续：X男士听从工作人员的建议后夫妻关系有所改善，其配偶知晓其感染状况后也劝其积极治疗。

**案例点评**

此案例的关键是聚焦当下X男士可控制范围内的改变，帮助其本人主动体现出家庭责任感（而不是寄希望于其配偶改变），通过自己的积极行动影响与其配偶互动的方式，争取到了其配偶的支持。

（3）使用正向可行的叙述语言，尽可能贴近感染者的语言习惯与层次

对话的语言风格尽量采用一种感染者"会去做"和"会去想"的叙述，

而不用"不会去做"和"不会去想"的叙述来说服感染者，让正向可行的叙述为医患双方提供一个可以达成的具体目标，帮助感染者抵制心中的负面情绪。对话的语言风格尽量贴近感染者熟悉的语言环境，这样能促进感染者在他习惯的思维体系中进行思考。有时工作人员需要从感染者的描述中听出弦外之音，尤其是感染者为了治好病而试图提出的某种想法或合理要求。

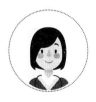

**案例 2-8：**

王大爷，74 岁，文盲，已婚。主要从事乡村说媒等喜事工作，家庭、邻里关系好，与医生及周围人群相处甚好。

医生："王大爷，你看嘛，这次查血，看你这个代表治疗效果的数字（指病毒载量）又这么大，这个要是你的钱数字我就替你开心了，关键是代表你病情治疗效果得嘛。"

王大爷："咋个嘛？这个吃一辈子好恼火（〈方〉：很困难、麻烦）嘛，我就想的是反正都要吃一辈子，那就想起了才吃嘛。"

医生："肯定要不得哇！我给你开个申请表让你儿子带着一起跑一趟成都医院，我给你挂号，去找那两个医生就可以换药了。换了我重新给你调好吃药的闹钟，响了你就吃，认真地吃了，后面那个数字变小了，对家里的人就更安全了。"

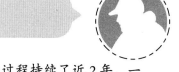

王大爷："晓得晓得，后面再说。"

工作人员劝说王大爷换药与服药的过程持续了近2年，一直在劝说与劝说无果中进行着。

转眼到了2020年8月，王大爷住院了。

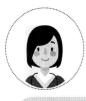

医生："王大爷，你哪里不舒服？咋都弄到住院了，你拿药的时候都看到你还没这么恼火得嘛？"

王大爷："哎呀！医生，我咋个好给你说嘛，就是感冒一直不好，一会儿肺又不好了，反正事情多。"

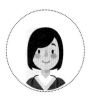

医生："哦哦，那你在医院了就好好听我们医生的话，好生（〈方〉好好地）治疗嘛！这个病情我帮你分析下嘛，我上次给你看的那个治疗指标，就是病毒载量，数字太大了，人家都是未检出，就是"0"的意思，你的几十万上百万那么大。另外一个指标（指 CD4$^+$T 细胞）呢，人家几百上千，你的又小得莫法（〈方〉小得很），这个就造成你抵抗力一点都莫得了，稍不注意就会感冒和肺部感染啥的，你说是不是嘛？"

王大爷："你说的真的就是这样的啊，稍不注意又遭（〈方〉遇见倒霉事，此处指患病）了，焦人得很。"

医生："所以我这儿马上给你挂个成都医生的号，然后你让你儿子带你去把这个申请表的药的处方带回来，只要你认认真真地听我指导吃药，你这个情况肯定会好转的，现在国家政策那么好，你社保每个月还那么多钱，我把你签到家庭医生服务里面了，有家庭医生了，检查啥子的又不排队不缴费的，这么好的服务你还不接受好好吃药的要求哦？况且你好了家里人也开心嘛！"

王大爷："要得嘛，你给我开嘛，然后你给我儿说清楚一点，免得他找不到地方。"

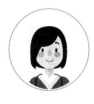

医生："要得……联系好了哈，你儿子下周二就带你去，去了就赶紧拿新处方回来，我给你发药哈，主要是你都对好多药耐药了，你就是不听我的话，这回吃药要坚持了哦。"

王大爷："莫得问题，医生。"

　　医生把王大爷的药换成了早晚各服一次，又给他演示药盒存放数量和方式，便于他记忆，避免吃错剂量；教他在手机里设置早晚定时闹钟，交代闹钟响即服药。另外，医生告知王大爷本人及其家属，如果这次再不好好地吃药，那就真不能保证剩下的时间（指到生命终止的时间）到底有多少了。

后续：历时 1 年，工作人员每周督导一次王大爷的服药情况，与其家属建立亲切熟悉感，要求其家属在家每天督导其服药。病毒载量从开始的上百万、几十万下降到两位数，CD4+T 细胞也升高到 200 以上。

### 案例点评

本案例中医生的沟通方式非常值得肯定，不但提供了正向可行的方案，用"会去做"和"会去想"的描述来打动感染者，而且语言风格和用词也贴近王大爷的生活用语，让其乐于接受。

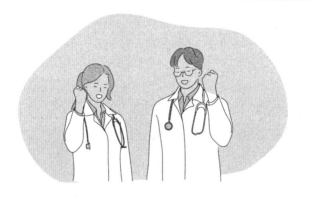

### 小结：

优势视角下依从性干预工作的要点，其一是在感染者个案的主观架构中，发展出正向描述的、小的、具体的、完整可行的正向目标；其二是以"例外"为根基，发展出多元的解决策略。

## （四）步骤四：形成行动方案

小的开始是迈向成功，小的目标可以激发个案采取行动的信心与动机，尤其当最先出现的小改变是曾经发生过的成功例外时，行动起来就更容易。

当面对对治疗有强烈抵触情绪的感染者时，在敌对、愤怒甚至是侮辱性语言面前，我们理解工作人员容易产生放弃该感染者的想法："只有在他自己想改变或者受够了磨难之后才会改变吧。"但我们还是鼓励工作人员不要受个人情绪的影响，聚焦于探索感染者背后隐藏的感受，如焦虑、缺乏信心和挫折，给他们机会解释他们对当前状况的理解并用自己的观点描述处境，在强调治疗好处的同时，帮助他们把个人的看法和关注点与依从性的要求结合起来，这样可以让感染者参与治疗决策并以积极的方式协商目标。

共同目标确定后，下一步是以书面的形式把目标记录下来并形成具体行动方案，将目标拆分为切实可行的任务，共同商定一个任务完成的期限并预估过程中可能遇到的困难，同时最好能讨论一些应对潜在障碍的方法。建议每阶段"聚焦"一个目标。"感染者个案目标和任务记录表"不作为考核工作人员的依据，也不会纳入感染者档案管理，可以在随访和治疗的过程中随意沟通、随时记录，以双方能开放地讨论面临的障碍和真实感受为佳。

### 感染者个案目标和任务记录表

| 姓名： | 治疗号： | 评估日期： |
|---|---|---|
| 问题描述 / 需要改变的状况： | | |
| 目标： | 潜在益处：<br>1.<br>2.<br>3. | 潜在障碍：<br>1.<br>2.<br>3. |
| 具体任务（实现目标的步骤） | 预计完成时间 | 完成情况（完成 / 部分完成 / 未完成） |
| 1. | | |
| 2. | | |
| 3. | | |
| 4 | | |

确定好任务后，需要与感染者约定一个时间，共同回顾各项任务完成情况。不管任务部分完成还是未完成，都要尽量发现并肯定感染者在朝向目标过程中的努力，真诚赞美感染者做得好的地方，引导感染者仔细体会努力完成任务所产生的点滴改善，激发其想得到更多益处的期望。

回看我们在"步骤二：记录优势"中共同练习过的案例，假设我们把"减少饮酒量和饮酒次数"作为本阶段与感染者共同工作的目标，再一起填一下"感染者个案目标和任务记录表"。

填写完成后的示例表如下。

### N 男士个案目标和任务记录表（示例）

| 姓名：N 男士 | 治疗号：×××　 | 评估日期：××× |
|---|---|---|
| 问题描述 / 需要改变的状况：每周饮酒超过 3 次，每次饮酒量为啤酒 3 瓶以上或者白酒 3 杯 | | |
| 目标：减少饮酒量和饮酒次数至每周最多 1 次，每次不超过 3 标准杯（约为 2 瓶啤酒或 2 小杯白酒） | 潜在益处：<br>1. 减少对药物吸收的影响<br>2. 避免因醉酒后忘记服药<br>3. 提高免疫力 | 潜在障碍：<br>1. 有时候朋友要邀请一起喝酒<br>2. 婚丧嫁娶等特殊场合<br>3. 不喝酒心情不好 |
| 具体任务<br>（实现目标的步骤） | 预计完成时间 | 完成情况（完成 /部分完成/未完成） |
| 1. 告诉身边亲友（妻子、父亲、大儿子等）自己要减少饮酒量，请大家帮助提醒 | 一周内 | 完成 |
| 2. 家中不买酒，攒下的钱（放在一个专门的小钱包里）给小孩买新衣服 | 持续三个月 | 部分完成 |

续表

| 姓名：N 男士 | 治疗号：××× | 评估日期：××× |
|---|---|---|
| 3.如果实在要喝酒，只能中午吃饭时喝，减少对晚间服药的影响 | 持续三个月 | 完成 |
| 4.学会拒绝朋友喝酒的邀请，换成其他娱乐活动（如打篮球） | 持续三个月 | 未完成 |

按照社会工作常用的系统理论，人与所处的系统和环境是不断相互影响的，个人的正向改变和成长往往需要环境具备充足的资源。家人、亲戚、朋友、邻居及工作、信仰系统、社区组织等构成一个人的支持性社会网络，医疗和教育部门及政府等也是其中为实现目标提供服务的组成部分。在重重压力之下，单凭感染者个人的力量往往无法完成全部的改变。工作人员应该建立系统思维，通过提供相关信息、培养相关能力等方式帮助感染者争取家人的支持，协助符合条件的感染者争取低保、补助救助等资源和服务。为促进感染者增强信心完成短期目标任务，工作人员要加强引导，使感染者关注自己身体状况的改善情况，如体力增强、皮疹减少、睡眠质量改善、感冒次数减少、药物副作用减轻、家庭成员关系和睦等，及时抓住些许的改善给予肯定，让感染者体会到确实有效，增强完成短期目标任务的信心。

## （五）步骤五：评估效果

对感染者进行治疗和随访一段时间后，除了通过病毒载量和 CD4$^+$T 细胞的变化评估治疗效果外，还可以使用生存质量评估量表（如 MOS–HIV 量表、WHOQOL–BREF 量表、SF–36 量表等）全面评估感染者的个体生存质量。感染者 MOS–HIV 量表是目前应用最广泛的感染者特异性量表。它具有简洁、全面的特点，目前已有中文版本。MOS–HIV 量表（见附录二）总共包括 35 个条目，11 个维度。具体维度包括总体健康感觉、躯体功能、角色功能、疼痛、社会功能、心理健康、精力 / 疲劳、健康压力、认知功能、生活质量和健康转变。MOS–HIV 量表测定的是感染者最近 4 周的情况，维度内的各条目分数相加形成维度的总分，然后经线性转换为 0 ~ 100 分，分数越高表明该维度的生存质量越好。

关注感染者的生存质量而不仅仅是治疗效果，对于更有针对性地开展随访干预很有帮助。治疗效果的评价往往是客观的，部分感染者因为耐药等各种原因虽然依从性有所提高，但一时无法反映在客观指标上。生存质量评估量表则更多地反映了主观感受和短时期的变化，评估结果可以适当反馈给感染者，让感染者更明确地看到自己的进步。

在一个随访周期（如 3 个月）结束后，或者当感染者的生活状况发生重大变化时，可以利用"个案优势和潜力评估记录表"重新评估感染者个案的优势和潜力，并适时调整目标和策略。

　　到此为止，我们已经基本呈现了借鉴社会工作中的优势视角开展依从性不佳个案管理的整体原则、思路和具体步骤。在第三章中，我们将进一步补充讲解一些较为复杂的注意事项和沟通技巧，学有余力的同仁还可以根据第三章中的要点去系统深入地自学这些技巧的理论背景（如积极心理学、聚焦解决疗法等）。

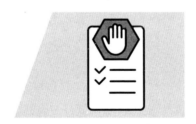

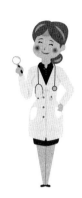

# 第三章　依从性评估和教育的技巧

## 第一节　阶段性工作侧重点

根据"哀恸五阶段"理论：人们在得知身患绝症等噩耗之后，会经历五个情绪反应阶段，分别是否认和孤立、愤怒和挫败、讨价还价、抑郁和接受。

### （一）阶段一：否认和孤立 ——"不是我！"

在这个阶段，患者和家人不相信诊断，常会认为诊断有误。否认往往是一种短暂的防御机制。因为消息太令人震惊而无法承受，刚得知的时候患者和家人不知道怎么去应对，只能进行否认或回避，不去面对，需要时间消化这个信息，才能逐渐找到更合适的应对方式。

### （二）阶段二：愤怒和挫败 ——"为什么是我？！"

大多数人不会长时间否认，愤怒的情绪很快就出现了。患者的愤怒向外发出，对象可能是家人、医护人员、朋友，甚至是命运这些冥冥中的"主宰"。但在愤怒的深处，实际是受伤和痛苦。

### （三）阶段三：讨价还价 —— "如果……"

当感到无助的时候，人们总是希望能通过做一些事情重新掌握自己的生命和生活。"跟死神做交易"以换来多一点的时间，让无可避免的痛苦和死亡来得晚一点。和讨价还价一起来的，还可能有一系列的"反事实思维"，如"如果我当时如何，我就不会得病""如果早点做检查，结果还不会这么糟"等，这些是很多患者会有的念头。

### （四）阶段四：抑郁 —— "一切都没用了"

当发现一切都无可挽回时，无助和无望感取代了愤怒和挣扎。对过去的自责和愧疚、对现在的失望和后悔、对未来的担忧都让人们心情沮丧。随着疾病的发展，患者身体越发虚弱，容貌也有所改变，甚至失去了正常生活的能力，需要依赖他人，陷入深深的丧失感当中。

### （五）阶段五：接受 —— "人总有一死"

接受是这个过程的最后一个阶段：接受现实、接受"命运"。接受并不代表妥协，也不代表不沮丧，而是能够接受自己患病甚至将死的事实，按照自己的节奏和愿望度过以后的生活。

不同人经历过这五个阶段的快慢不同，有的阶段可能一带而过，有的人经历各阶段的顺序也不完全一致。

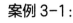

**案例 3-1:**

双阳离异重组家庭,男方 55 岁,比女方大 13 岁,两人未领结婚证,各自育有子女。

男方在查出 HIV 阳性后自行带女方检查,在女方也查出 HIV 阳性后双方共同来接受咨询治疗。女方情绪激动,认为男方背叛了她,另一方面也认为艾滋病很丢人,有轻生的念头,自述"宁愿得癌症死,也不愿意得这个病死",男方也表示要"弥补"女方,女方若接受治疗,他也接受治疗,反之他不接受治疗。后来艾滋病防制管理办公室(简称艾防管理办)工作人员单独对女方进行心理疏导,她情绪依然很激动地说:"他一直都是这样无理取闹,当初他也不想想是怎么追到我的,还在外面这样乱搞,太让我伤心了。"后来她要求看自己的确诊报告,艾防管理办工作人员将其本人的确诊报告交由她看后,男方突然闯入艾防管理办的办公室对工作人员说:"你们为啥要拿给她看,我一直藏着不给她看,要是她出了什么事,我也不活了。"

**案例点评**

从以上案例可以看出双方情绪激动,还处在"哀恸五阶段"中较早的阶段。男方主要处于愤怒和挫败(迁怒于艾防管理办工作人员),还有部分讨价还价("她不治我也不治"以此来表达自己对对方的忠诚,缓解自己的愧疚心理);女方很快由否认阶段过渡到了愤怒和挫败(愤怒的对象是男方)。在这个阶段,应该以共情和接纳情绪为主,不要急于催促上药,先帮助感染者逐渐接受自己感染的事实。

对处在不同阶段的感染者，工作人员沟通和干预的侧重点应有所不同。下面是按一般时间顺序提供的阶段性工作侧重点：

（1）对处于情绪反应阶段的感染者

对处于情绪反应阶段的感染者，工作人员应该先安抚情绪，判断感染者对自己情况的理解是否正确（如认为得了艾滋病就是绝症），提供必要的专业知识和信息，帮助感染者接受患病事实，同时使其对人生抱有希望。

（2）对刚开始随访的感染者

对刚开始随访的感染者，重点是建立信任关系，全面了解感染者状况（包括个人、家庭和支持情况），判断配偶告知的难度并提供相应的支持，关心感染者，了解感染者对自身状况的了解，并找出感染者在意和关切之处作为沟通和干预的切入点。

（3）对准备开始治疗的感染者

评估感染者的主要优势，提供感染者急需的支持，帮助他做好治疗前准备并与其协商可行的短期目标。

（4）对正在接受治疗的感染者

定期重新评估感染者的优势和目标完成情况。要及时赞美、肯定感染者所作出的努力。

记住，关系始终是最重要的。

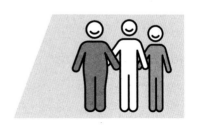

## 第二节　沟通原则和语言技巧

与感染者沟通的主要原则包括真诚、非评判性态度、无条件接纳。

◆真诚意味着工作人员要以值得信赖的方式行事，以公平、尊重的态度对待感染者，诚实且遵守保密和伦理守则。

◆非评判性态度是指不要用自己的价值观去轻易评价别人，尽量以中立、客观的态度去理解、接纳对方，多从对方的角度考虑问题。

◆无条件接纳是以人为中心，认可感染者个体独特的价值，接纳他的情绪，积极关注他对事情的感受和理解，尽可能做到"我接纳你以你自己的状态存在"。接纳不代表我对他的各种想法、行为表达认同、允许的态度，而仅仅是承认当事人有权利去拥有自己独特的感受、思想、体验和行为。

在语言技巧上，工作人员可以运用正向暗示——预设事情会有转机的，暗示着改变的可能，激发感染者产生建设性思想而非削弱他所感受到的一切。主要借鉴聚焦解决模式的各种具体技巧，目的是帮助个案改变无效解决问题的方式，发展出有效的、有希望的解决问题的方式，并试图引领陷于一片"昏天暗地"的感染者看到"光明"的所在。这个所谓的"光明"并非指绝对正向的、没有问题的状况，而是让感染者看到自己的自主选择权，确定自己所想要的目标，并且知道要如何往想要的目标前进。

## （一）用"一般化"表达同理心

当感染者提及自己的负面感受时,使用"当然、自然、可以理解""像大多数的……典型的……"等语句表示这些感受是在相同处境下的人都会有的反应,而让感染者觉得自己不是那么孤单或特异。在回应感染者感受的同时,暗示事情是有其他可能性的存在,以试图松动感染者的负面感受,具体方法包括以下几种。

### 1.注意措辞

把感染者所用的严重程度较高的绝对性、强烈性字眼,换为严重程度较低或发生比例较少的用词;或者修改几个重要的用词,如以"困难、目的、阻碍、目标、关心、在乎、理由"等字眼取代"问题"的位置;以"个人、年轻人、丈夫/妻子"取代"病人"的称谓等。

### 2."过去"暗示

以"过去""曾经"回应感染者所说的内容,暗示现在的负向感受可以成为过去。

### 3.正向暗示

将感染者以为的负向事实改为部分主观感知,并加上"是你说的（而非你就是）、似乎、看起来、变得（而非就是）",以这些用语暗示感染者—— 一切的负面感受只是暂时性的、是可以改变的。

**案例 3-2：**

H 女士，35 岁，文盲。其丈夫因吸毒感染 HIV 后传染给她，2008 年在分娩前检查时发现感染 HIV，生下的女儿也随后确诊为阳性。本人 2009 年开始抗病毒治疗，服药不规律，经常漏服，在此期间再次受孕分娩，二女儿也不幸感染。

H 女士："我把两个娃儿都传染了，治疗一点儿效果没有，自己也不想治了。"

工作人员："你之前怀老大的时候不知道自己感染了，没办法就把娃儿传染了，后面又觉得治疗效果不好，咋个吃了药你老二还是感染了呢？"

H 女士："不晓得中了啥子邪，我们一家子艾滋病人，要死也是一起死。"

工作人员："你很在乎丈夫和娃儿们的身体，想着要是一家人都能健健康康的该多好。"

H 女士："都这样了还有什么法子？"

工作人员："你以为感染了就没办法治了吗？很多感染者一开始都是这么想的，但后面大部分人都接受了治疗，现在生活得好好的。你跟你丈夫年纪都不大，两个娃儿都还小，听医生的话好好吃药，以后一家人还能长长久久生活在一起，等娃儿们长大了你的好日子还在后头呐。"

## 案例点评

> 工作人员并没有急于否认感染者的感受，而是应用语言的技巧，减弱了负面表达的程度，把感染者绝对化、灾难化的表述替换为程度较轻的、主观的觉知，暗示事情还有向正向发展的可能。

### （二）增加可能性的语句

#### 1. 使用"尚未"等词语

使用"尚未"等词语，暗示未来可以改变。例如，感染者："我是个失败者，就是戒不了酒。"工作人员："目前你尚未戒酒成功，让你对自己有些不满意。"

#### 2. 使用"若有改变即是进展"的语言

当感染者用有问题的语言叙述时，工作人员以"若有改变即是进展"的语言响应。例如，感染者："我老是忘记吃药。"工作人员："所以当你忘记吃药的次数越来越少，就表示你有进步了，治疗效果会变得更好。"

### （三）重新诠释，赋予新的正向意义

任何事情都有正反两面，就感染者所描述的事件重新诠释，特别强调或重述其中正向的价值，引导感染者看到新的正向的意义。例如，感染者："我当时为了照顾生病的父亲，吃药不规律，把老婆传染了，

后悔也晚了。"工作人员："你现在知道了如果不好好吃药会有什么严重后果，不光自己身体要变差，还可能传染给你关心的家人。如果你跟你老婆都好好治疗，把体内的病毒数降下来，娃儿跟你们生活在一起就要安全得多。"

### （四）畅想美好未来，找到让美梦成真的方法

引导感染者假想未来问题已经解决的愿景，鼓舞感染者拥有希望，并在未来的愿景中找到从现在发展到未来愿景中的路径，以及现在就可以开始做的步骤。

#### 1. 水晶球问句

"如果在你面前有一颗水晶球，可以看到你（美好）的未来，你猜你可能会看到什么？""如果在你面前有一颗水晶球，可以看到你未来的生活，你想我们会看到你现在的改变在其中发挥了什么作用呢？"

#### 2. 记忆录像带式问句

"几个月后，当你的问题已经解决时，我和你一起来看一卷录像带，这卷录像带是记录你从现在到问题解决时的一切过程，你想我们会看到你做了什么，让事情有逐步的转变？"

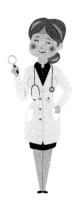

## （五）用好"尺子"

### 1. 评量式问句

评量式问句是一个有用的评量工具，可以引导出感染者的理想愿景，并细化成具体可掌握的小步骤，在肯定、了解感染者到目前为止的状况与努力的同时，还可以提供感染者前进的动力，帮助他思考下一步的具体行动。

### 2. 评量式问句评分

询问感染者："从 1 ~ 10 分，如果 1 分代表'非常不确定，一点也没准备好'，10 分代表'完全准备好了，希望早点开始，愿意全身心投入'，你觉得你现在开始……的准备程度是多少？要怎么做才能前进 1 分？"大部分感染者报告的准备程度是在 6 ~ 8 分，这代表感染者具有足够的意愿进行下一步行动，而 5 分或以下通常是没准备好。

# 参考文献

## REFERENCES

［1］ 迪安·H.赫普沃思, 罗纳德·H.鲁尼, 格伦达·杜佰里·鲁尼, 等.社会工作直接实践: 理论与技巧［M］.7版.何雪松, 余潇, 译.上海: 格致出版社, 2015.

［2］ 宋焰超, 孟亚军.HIV感染者生命质量测定量表介绍［J］.现代预防医学, 2008, 35（16）:3182-3184.

［3］ 罗斯.论死亡和濒临死亡［M］.邱谨, 译.广州:广东经济出版社, 2005.

［4］ 中国疾病预防控制中心, 性病艾滋病预防控制中心.国家免费艾滋病抗病毒药物治疗手册［M］.5版.北京: 人民卫生出版社, 2023.

［5］ 刘晓虹, 李小妹.心理护理理论与实践［M］.2版.北京：人民卫生出版社, 2018.

［6］ 陈伟梅, 李丽仙, 程林, 等.聚焦解决模式在艾滋病患者心理干预中的应用效果评价［J］.实用预防医学, 2019, 26（9）:1091-1093.

［7］ SALEEBEY D.优势视角: 社会工作实践的新模式［M］.上海:华东理工大学出版社, 2004.

［8］ 许维素.尊重与希望: 焦点解决短期治疗［M］.宁波:宁波出版社, 2018.

FULU
# 附　录
APPENDIXES

## 附录一：个案优势和潜力评估记录表（改编示例）

...........................................................................................

1. 基本情况

姓　名：　　　　　　性别：□ 男 □ 女　出生年月：　　年　　月

联系电话：　　　　　学历：□小学 □ 初中 □ 高中 □ 大专及以上

婚姻状况：□未婚 □ 已婚 □ 丧偶或离异 □ 同居或固定性伴

确诊时间：　　　　　　　　　　　　　是否治疗：□是 □ 否

依从性差的原因：□药物副作用 □ 服药体验差 □ 严重丧失治疗信心

□ 工作不稳定 □ 生活不规律 □ 重大变故 □ 失业或经济困难 □ 家人不支持

□ 拿药流程烦琐 □ 临床检查过多□ 其他疾病影响 □ 年龄大

□ 生活不能自理

其他（　　　　　　　　　　　　　　　　　　　）

2. 个人外在保障

□ 工作稳定 □ 有医保 / 社保 □ 自由支配时间充足□收入满足生活需要

□ 其他（　　　　　　　　　　　　　　　　　　　）

3. 个人内在品质习惯

　　□ 年轻有为 □ 性格开朗 □ 沟通能力强 □ 重视自身健康 □责任感强

　　□ 精神面貌好 □ 形象好、气质佳 □ 学习能力强 □ 能使用新媒体

　　□ 无其他疾病 □ 无特殊不良嗜好（无酗酒、抽烟、吸毒、去夜店等习惯）

　　□ 其他（＿＿＿＿＿＿＿＿＿＿＿＿＿＿＿＿＿＿＿＿＿＿＿＿＿＿）

4. 支持系统

　　□ 家庭完整 □ 配偶支持 □ 父母支持 □ 子女支持 □ 朋友支持

　　□ 同事支持 □ 社区干部支持 □ 同伴支持

　　□ 其他（＿＿＿＿＿＿＿＿＿＿＿＿＿＿＿＿＿＿＿＿＿＿＿＿＿＿）

5. 便利资源获取

　　□ 定点治疗机构 □ 医务人员固定 □ 医务人员服务好 □ 医疗环境好

　　□ 距离近，交通方便 □ 获得治疗信息方便 □ 获取药品方便

　　□ 疾控人员定期随访 □ 大病救助政策 □ 民政关怀政策 □ 低保政策

　　□ 其他（＿＿＿＿＿＿＿＿＿＿＿＿＿＿＿＿＿＿＿＿＿＿＿＿＿＿）


　　结论：＿＿＿＿＿＿＿＿＿＿＿＿＿＿＿＿＿＿＿＿＿＿＿＿＿＿＿＿＿

　　评估人：＿＿＿＿＿＿＿评估时间：＿＿＿＿年＿＿月＿＿日

# 附录二：艾滋病感染者生存质量评估量表（MOS-HIV 量表）

1. 总的来说，您的健康状况是：

请打一个钩

非常好　1 □

很好　2 □

好　3 □

一般　4 □

差　5 □

2. 在过去四个星期里，您有身体上的疼痛吗？

请打一个钩

根本没有疼痛　1 □

有很轻微疼痛　2 □

有轻微疼痛　3 □

有中度疼痛　4 □

有严重疼痛　5 □

有很严重疼痛　6 □

3. 在过去四个星期里，身体上的疼痛影响了您的正常工作
（或您的正常活动，包括工作、做家务、上学）吗？

请打一个钩

根本没有影响　　1 □

有一点影响　　　2 □

有中度影响　　　3 □

有较大影响　　　4 □

有极大影响　　　5 □

以下这些问题都与日常生活有关。您的健康状况是否限制了这些活动？如果有限制，程度如何？

| | 有很多限制 | 有一点限制 | 有很少限制 |
|---|---|---|---|
| 4. 重体力活动（如举重、跑步、激烈运动等） | 1 □ | 2 □ | 3 □ |
| 5. 适度运动（如移桌子、手提日杂用品、做操等） | 1 □ | 2 □ | 3 □ |
| 6. 走上坡路或上几层楼梯 | 1 □ | 2 □ | 3 □ |
| 7. 弯腰、屈膝或下蹲 | 1 □ | 2 □ | 3 □ |
| 8. 步行约100米的路程 | 1 □ | 2 □ | 3 □ |
| 9. 吃饭、穿衣、洗澡或上卫生间 | 1 □ | 2 □ | 3 □ |

10. 您的健康状况是否使您不能：工作、做家务或上学？

请打一个钩

1 □ 是

2 □ 否

11. 您的健康状况是否使您不能做某一部分工作、家务或学习？

请打一个钩

1 □ 是

2 □ 否

对于下面的问题，选出最接近过去四个星期里您的感觉的那个答案。

在过去四个星期里，有多少时间您觉得——

| | 所有的时间 | 大部分时间 | 比较多时间 | 一部分时间 | 小部分时间 | 没有时间 |
|---|---|---|---|---|---|---|
| 12. 您的健康限制了您的社交活动（如走亲访友） | 1 □ | 2 □ | 3 □ | 4 □ | 5 □ | 6 □ |
| 13. 您是个精神紧张的人 | 1 □ | 2 □ | 3 □ | 4 □ | 5 □ | 6 □ |
| 14. 您觉得平静 | 1 □ | 2 □ | 3 □ | 4 □ | 5 □ | 6 □ |
| 15. 您的情绪低落 | 1 □ | 2 □ | 3 □ | 4 □ | 5 □ | 6 □ |
| 16. 您是个快乐的人 | 1 □ | 2 □ | 3 □ | 4 □ | 5 □ | 6 □ |
| 17. 您感到垂头丧气，什么事都不能使您振作起来 | 1 □ | 2 □ | 3 □ | 4 □ | 5 □ | 6 □ |
| 18. 您觉得精力充沛 | 1 □ | 2 □ | 3 □ | 4 □ | 5 □ | 6 □ |
| 19. 您觉得精疲力尽 | 1 □ | 2 □ | 3 □ | 4 □ | 5 □ | 6 □ |
| 20. 您感觉疲劳 | 1 □ | 2 □ | 3 □ | 4 □ | 5 □ | 6 □ |
| 21. 您有足够的精力做您想做的事 | 1 □ | 2 □ | 3 □ | 4 □ | 5 □ | 6 □ |
| 22. 您因为您的健康问题感到心情沉重 | 1 □ | 2 □ | 3 □ | 4 □ | 5 □ | 6 □ |

23. 您因为您的健康问题
　　感到灰心　　　　1 □　　2 □　　3 □　　4 □　　5 □　　6 □

24. 您因为您的健康问题
　　感到绝望　　　　1 □　　2 □　　3 □　　4 □　　5 □　　6 □

25. 您因为您的健康问题
　　感到害怕　　　　1 □　　2 □　　3 □　　4 □　　5 □　　6 □

26. 您思考和解决问题
　　（如制订计划、做决
　　定、学习新东西）
　　有困难　　　　　1 □　　2 □　　3 □　　4 □　　5 □　　6 □

对于下面的问题，选出最接近过去四个星期里您的感觉的那个答案。

在过去四个星期里，有多少时间您觉得——

| | 所有的时间 | 大部分时间 | 比较多时间 | 一部分时间 | 小部分时间 | 没有时间 |
|---|---|---|---|---|---|---|
| 27. 您会忘记最近发生的事情（如东西的放置、约会时间） | 1 □ | 2 □ | 3 □ | 4 □ | 5 □ | 6 □ |
| 28. 您在长时间需要集中精神的活动上有困难 | 1 □ | 2 □ | 3 □ | 4 □ | 5 □ | 6 □ |
| 29. 您做一些需要专注和思考的活动有困难 | 1 □ | 2 □ | 3 □ | 4 □ | 5 □ | 6 □ |

下面的每一句话都是对自己健康感受的描述，请选出最符合您的情况的答案

|  | 绝对正确 | 大部分正确 | 不能肯定 | 大部分错误 | 绝对错误 |
|---|---|---|---|---|---|

30. 我的身体
有点不适　　1 □　　　　2 □　　　　　3 □　　　　4 □　　　　　5 □

31. 我跟我认识的
人一样健康
　　　　　　1 □　　　　2 □　　　　　3 □　　　　4 □　　　　　5 □

32. 我的健康状况
非常好　　　1 □　　　　2 □　　　　　3 □　　　　4 □　　　　　5 □

33. 我最近感觉
很不好　　　1 □　　　　2 □　　　　　3 □　　　　4 □　　　　　5 □

34. 在过去的四个星期里，您的生存质量如何？也就是说，您是否觉得一切顺利？

请打一个钩

非常好，不能比这更好了　　1 □
很好　　　　　　　　　　　　2 □
好坏各半　　　　　　　　　　3 □
很坏　　　　　　　　　　　　4 □
非常坏，不能比这更坏了　　5 □

35. 跟四个星期前相比，您觉得您现在的身体健康和情绪状况是：

请打一个钩

好多了　　1 □
好一些　　2 □
相同　　　3 □
差一些　　4 □
差多了　　5 □

## 附录三：对工作人员的督导支持和资源推荐

### （一）督导支持

为治疗脱失或依从性不佳感染者提供个案管理和依从性教育是一项复杂的工作，有的地方引入个案管理师这一社会工作中的概念来强调这项工作的综合性和社会服务属性。的确，要做好疑难个案的管理和依从性教育往往需要运用社会工作和心理学等跨学科、专业的知识技能，同时还要熟悉艾滋病临床工作，特别是抗病毒治疗药物处方和副作用的处置等，甚至要了解相关的社会保障和医疗政策、法律知识等。

工作人员虽然意识到自身在艾滋病临床知识以及沟通和干预技巧方面有所不足，但因为工作千头万绪、任务繁重，很难花大力气去学习提高其他领域的技能。尽管本书能为工作人员提供一些工作思路和技巧，但"运用之妙，存乎一心"，工作人员仍需要在面对具体案例时不断探索、思考。

我们希望感染者流动频繁、疫情相似片区的工作人员能够经常自发地就疑难案例干预策略进行讨论，同时由相关领域的专家给出具体的指导，即建立区域性个案管理和依从性教育交流督导组。这个交流督导组可以以线上微信群或 QQ 群的形式存在，督导老师应该包括艾滋病临床医生以及有社会工作和心理学背景的专家等,这样工作人员的一些疑问可以尽快得到解答,同时能够相互交流、借鉴经验,提升沟通、咨询和干预技巧。注意:工作人员在交流和汇报案例时要保护患者隐私。

### (二) 资源推荐

以下是我们推荐的一些线上学习资源:

◆中国大学 MOOC(网址: https://www.icourse 163.org)"咨询心理学"(西南科技大学)、"心理咨询理论和技术"(西南交通大学)、"家庭社会工作"(江西财经大学)。

◆ 补充相关学科背景知识:"学习强国"APP 慕课板块中的"社会心理学"(清华大学)、"社会医学与健康教育学"(安徽医科大学)、"医事法"(北京大学)、"艾滋病与我"(武汉大学)。

◆"携手医访"APP 和小程序中关于艾滋病的健康科普文章和视频。

◆道客巴巴网站:《心理咨询面谈基本技术》PPT。

# 后 记

AFTERWORD

本书提供了从优势视角出发对抗病毒治疗脱失或依从性不佳的感染者进行个案管理的基本思路和方法，其中包括发现优势、记录优势、帮助确定目标、形成行动方案、评估效果共五个操作步骤，以及3个记录表和1份量表作为工具。我们建议工作人员立即着手试用优势视角的新方法，不必担心自己不能完全掌握其中的技巧，可以先把"个案优势和潜力评估记录表"和"个案优势、潜力及所需支持评估记录表"打印出来，从较熟悉的感染者入手，发现和赞美感染者的优势。

我们再次强调两个基本认识：

◆ **基本认识一**

对感染者作为人的价值和尊严的肯定是开展工作的基石。

◆ **基本认识二**

工作人员与感染者的良好关系对达成依从性目标至关重要。

在此基础上大家可以尝试两个基本方法。

◆ **基本方法一**

发现并利用感染者的闪光点，提供支持以帮助其发挥优势和潜力。

◆ **基本方法二**

明确一个可以实现的短期目标，朝向目标解决问题。

只要把握住基本方法，具体的步骤和技巧都可以在实践中慢慢摸索。"因为看见，所以存在"，希望你成为能"看见"感染者的那个人，看见他们作为人的价值，看见他们的优势和潜力，看见他们对支持性关系和资源的需求，看见他们对美好未来的期望。

**四川省疾病预防控制中心**

2023 年 10 月 1 日